Dieta Chetogenica

La guida definitiva per dimagrire rapidamente, aumentare la tua energia e curare il tuo corpo

(Come puoi perdere peso il modo più semplice attraverso una dieta cheto)

Azeglio Pero

SOMMARIO

Pizza Di Cavolfiore E Formaggio 1

Pizza Vegetariana 4

Impacchi Di Cavolo Con Insalata Di Uova 7

Tofu Fritto Strapazzato Con Formaggio 8

Tofu Al Formaggio 11

Keto Insalata Di Tonno 14

Keto Insalata Di Spinaci 16

Keto Insalata Di Patate 18

Dolci 19

Keto Gelato 23

Torta Al Cioccolato Senza Cottura Keto 33

Pasticcio Di Cioccolato A Basso Contenuto Di Carboidrati Con Frutti Di Bosco E Panna 36

Mousse Croccante Ai Frutti Di Bosco 39

Cheesecake Al Burro Di Keto E Noci Pecan 41

Crema Al Burro Keto 45

Cheesecake Al Keto Con Mirtilli 47

Pancakes Francesi Keto 51

Cioccolata Calda Keto 54

Panna Cotta Allo Zafferano 57

Uove Benedict 61

Uove Scottish 64

Cookies In Salsa Di Salsiccia 67

Portobello, Salsiccia E Formaggio "Breakfast Burger" 73

Muffin Alla Cannella Con Glassa Di Burro . 76

Pancakes Con Farina Di Mandorle 79

Focaccine Di Lampone 82

Waffles Con Panna Montata 85

Pancakes Con Formaggio Creamoso 86

Vassoio Di Pancetta, Uova E Formaggio 88

Pancakes Ai Cavolfiori 90

Salmone Croccante Al Sesamo Con Salsa Agrodolce 92

Uova Strapazzate Con Cipolle E Pancetta .. 94

Ricetta Del Keto Eggnog Senza Alcool 96

Keto Frittata Con Pancetta 98

Pizza Di Cavolfiore E Formaggio

Ingredienti:

- 6 tazze di cimette di cavolfiore
- 2 tazze di parmigiano grattugiato
- 2 cucchiaino di cipolla in polvere
- 2 cucchiaino di polvere d'aglio
- uova bollite
- cucchiai di concentrato di pomodoro
  2 manciata di origano fresco
- 2 cucchiai di olio d'oliva Sale e pepe a piacere

Procedimento:

1. Preriscalda il forno a 250 °C e rivesti una teglia con carta forno, ungi la carta con 2 cucchiaio di olio d'oliva.
2. Metti le cimette di cavolfiore in un frullatore e frulla.
3. Metti una padella di medie dimensioni a fuoco medio-alto e aggiungi le cimette frullate fino a quando la maggior parte dell'umidità è evaporata.
4. Aggiungi la cipolla, l'aglio. L'altro cucchiaio di olio e il sale.
5. Mescola accuratamente gli ingredienti e rimuovi la padella dal fuoco.
6. Trasferisci l'impasto in una teglia per pizza e stendilo utilizzando un mattarello.
7. Fai cuocere la crosta nel forno per 25 minuti.

8. Guarnisci la crosta con il concentrato di pomodoro e il parmigiano, cuoci la pizza per
9. altri 10 minuti.
10. Togliere la pizza dal forno e metti sopra le uova bollite a pezzetti. Servi ogni fetta con un po' di olio d'oliva sopra e una spolverata di origano
11. Buon appetito!

Pizza Vegetariana

Ingredienti:

- Base:
- 2 tazze di mozzarella a pezzetti
- 2 tazza di farina di mandorle
- 2 cucchiaino di polvere d'aglio
- 2 uovo
- 2 cucchiaio d'olio d'oliva
- Condimento:
- 250 g di crema di formaggio 2 tazza di yogurt greco intero
- 1 tazza di cimette di broccoli tritate
- 1 tazza di pomodorini tagliati a metà
  1 tazza di funghi a dadini

- 1/2 di tazza di cipolle verdi 2 cucchiai d'olio d'oliva Sale e pepe a piacere

Procedimento:

1. Preriscaldare il forno a 250 ° C e rivestire una teglia con carta da forno e con 2 cucchiaio di olio d'oliva.
2. Sciogli la mozzarella in una ciotola di medie dimensioni riscaldala nel microonde
3. Aggiungi alla mozzarella sciolta la farina di mandorle e l'aglio in polvere.
4. Mescola bene usando un cucchiaio, poi aggiungi l'uovo e continua a mescolare.
5. Riscalda il composto ottenuto nel microonde per 25 secondi, se necessario..

6. Trasferisci l'impasto sulla teglia e distribuiscilo in una forma quadrata, questa sarà la crosta della pizza.
7. Metti la teglia nel forno e cuoci la crosta per 25 minuti, fino a quando non diventa leggermente marrone.
8. Togli la crosta dal forno e aggiungi tutti gli altri ingredienti del condimento.
9. Abbassa il calore del forno a 350 ° C e inforna nuovamente la pizza per altri 10 minuti prima di servire.
10. Buon appetito!

Impacchi Di Cavolo Con Insalata Di Uova

Ingredienti:

Insalata di uova:

- 6 uova bollite e sbucciate 2 yogurt greco intero
- 2 cipolla tagliata a dadini
- gambo di sedano tagliato a dadini 2 cucchiaino di Curry in polvere
- cucchiai di olio di avocado Sale e pepe a piacere
- Involucri
- 4 grandi foglie di cavolo verde 2 tazza di carote grattugiate 1 tazza di cavolo rosso

- 1 tazza di peperone verde

Tofu Fritto Strapazzato Con Formaggio

Ingredienti:

- 250 g di tofu solido (drenato)
- 1 tazza di formaggio Svizzero a scaglie 2 cucchiai di olio d'oliva
- 2 peperone verde tagliato a dadini
- 2 scalogno tritato
- 2 cucchiaino di polvere d'aglio
- 2 cucchiaino di cipolla in polvere

- 1 cucchiaino di Curcuma
- Sale e pepe

Procedimento:

1. Taglia il tofu a cubetti ed elimina l'eventuale liquido rimasto.
2. Prendi una padella grande e scaldala a fuoco medio-alto.
3. Aggiungi l'olio d'oliva e i cubetti di tofu. Schiaccia il tofu in piccole briciole usando una spatola di legno e mescola il tutto.
4. Aggiungi il peperone a dadini, gli scalogni tritati, l'aglio e la cipolla.
5. Mescola continuamente fino a quando il tofu inizia a diventare marrone.
6. Aggiungi la curcuma e cuoci gli ingredienti per altri 8 minuti e aggiungi il formaggio e il pomodoro a dadini

7. Mescola gli ingredienti per un altro minuto e togli la padella dal fuoco.
8. Completa il piatto con sale e pepe a piacere.

Tofu Al Formaggio

Ingredienti:

- 1 cucchiaino di sale
- 2 cucchiaino di gomma gellan
- 2 tazza di latte di cocco
- 2 tazza di formaggio Svizzero a scaglie
- 2 tazza di tofu solido

Procedimento:

1. Riscalda una teglia in forno a 350° C.

2. Mettere una pentola di medie dimensioni a fuoco medio e aggiungi il latte di cocco e il formaggio.
3. Lascia cuocere la miscela per 10 minuti mescolando continuamente.
4. Poi spegni il fuoco, copri la pentola e lascia riposare il composto per 25 minuti.
5. Metti il composto ottenuto, il tofu e il sale in un frullatore e frulla fino ad ottenere una miscela omogenea.
6. Versare il composto nella pentola precedentemente utilizzata e aggiungere la gomma di gellan.
7. Riscalda la pentola a fuoco medio fino a quando la miscela non raggiunge l'ebollizione.
8. Mescola e versa il composto in una pirofila.
9. Lascia indurire la miscela mentre si raffredda.

10. Buon appetito!

Keto Insalata Di Tonno

Ingredienti

- 2 fetta di pancetta
- 2 cucchiaio di maionese
- cucchiaio di panna acida
- 2 cucchiaino di senape Modalità di
- 2 scatola di filetto di tonno in vetro
- 1 cucchiaino di aneto
- 2 uovo sodo

Preparazione:

1. Preparare pancetta, cipolla e far bollire delle uova fino a farle divenire sode
2. Nella ciotola di tonno, aggiungere l'uovo e la cipolla ed il resto degli ingredienti
3. Ricoprire con pancetta e servire

Keto Insalata Di Spinaci

Ingredienti

- tazze di spinaci
- 1 avocado 2 fragola Condimento
- 2 fette di pancetta
- 2 cucchiaio di olio di avocado Un pizzico di peperoncino
- 2 cucchiaino di origano
- 1 spicchio di aglio
- 1 cucchiaino di sale - mezzo limone
- Modalità di Preparazione:
- In una ciotola mescolare tutti gli ingredienti
- In un'altra ciotola mettere gli spinaci e versare il condimento
- mescolare bene e servire

Keto Insalata Di Patate

- 2 cavolfiore
- 2 cucchiaio di senape
- 2 cucchiaino di semi di sedano
- 1 cucchiaino di sale
- 1 tazza di sedano
- cucchiaino di aneto
- 1 tazza di panna acida
- 1 tazza di maionese
- gambi di cipolle verdi 2 uova sode
- 2 cucchiaio
- Modalità di Preparazione:
- In una ciotola preparare il condimento mescolando contemporaneamente la panna, i gambi di sedano, sale, maionese, aceto e senape

- In un'altra ciotola mettere le verdure, versare il condimento e mescolare bene

Dolci

- Tempo di preparazione: 25 minuti Tempo di cottura: 25 minuti Tempo totale: 25 minuti Ingredienti
- 350 grammi di crema di formaggio 60 grammi di fragole congelate

- 60 grammi di burro
- 45 grammi di dolcificante
- 2 cucchiaino di estratto di vaniglia
- Modalità di Preparazione:
- Preparare una purea di fragole con un frullatore
- In una ciotola mescolare dolcificante, vaniglia, purea di fragole e amalgamare tutto per bene
- 4 Inserire il tutto nel forno aggiungendo la crema di formaggio e combinare con il resto degli ingredienti
- Aggiungere il burro alla miscela e mescolare con un miscelatore elettrico
- Dividere in 2 0-2 2 stampi circolari e mettere in frigo per 2 -2 ore prima di servire

Porzioni: 2 2

- Tempo di preparazione: 25 minuti Tempo di cottura: 25 minuti Tempo totale: 45 minuti Ingredienti
- 1 tazza di mandorle di farina
- 1 cucchiaino di lievito in polvere 2 cucchiaio di caffè solubile
- 60 grammi di cioccolato fondente 2 uovo
- 1 cucchiaino di estratto di vaniglia
- 1 tazza di cacao in polvere 1/2 di tazza Eritritolo
- 8 cucchiaini di burro ghee
- Modalità di Preparazione:
- Preriscaldare il forno a 4 26 gradi
- In una ciotola media mettere farina di mandorle, lievito in polvere, Eritritolo, cacao in polvere e caffè solubile

- In un'altra ciotola sciogliere il cioccolato e il burro e sbattere le uova e la vaniglia
- Aggiungere gli ingredienti secchi e mescolare bene
- Trasferire l'impasto nella teglia e infornare per 25 minuti
- Rimuovere e servire

Keto Gelato

Porzioni: 2

- Tempo di preparazione: 25 minuti Tempo di cottura: 25 minuti Tempo totale: 45 minuti Ingredienti
- 2 tazze di panna
- 2 cucchiaio di latte in polvere estratto di vaniglia: 2 cucchiaino
- 1 cucchiaino di gomma di xanthum
- 2 tazza di latte intero
- 1 tazza indicazioni di dolcificante Truvia
- Modalità di Preparazione:
- in una ciotola mescolare latte in polvere, dolcificante, gomma di xanthum

- Versare l'estratto di vaniglia, il latte e mescolare fino a quando il dolcificante è sciolto
- Versare il tutto in un recipiente e mettere in frigo per almeno 4 ore. Servire quando è pronto.

Porzioni: 2

- Tempo di preparazione: 25 minuti Tempo di cottura: 25 minuti Tempo totale: 25 minuti
- Ingredienti
- 6 uova
- 350 grammi di crema di formaggio 2 cucchiaino di cannella
- 2 cucchiaio di sostituto di zucchero - burro
- RIEMPIMENTO
- 8 cucchiai di burro ghee

- 1 tazza di dolcificante 2 cucchiaio di cannella
- Modalità di Preparazione:
- Miscela tutti gli ingredienti fino ad avere una crema
- Versare nella padella e cuocere 2 - 2 minuti per lato
- Rimuovere e versare il composto sopra le crepes
- Versare il composto per le crepes e mischiarlo alla cannella in una ciotola
- Servire quando è pronto

Porzioni: 4

- Tempo di preparazione: 25 minuti Tempo di cottura: 45 minuti Tempo totale: 45 minuti Ingredienti
- 1 tazza di farina di cocco

- 2 cucchiaio di buccia di psyllium 2 cucchiaio di burro chiarificato
- 1 cucchiaino di lievito in polvere
- 1 cucchiaino di sale
- 2 tazza bollente di acqua
- Modalità di Preparazione:
- In una ciotola mescolare tutti gli ingredienti e conservare in frigorifero
- Dividere l'impasto in 6 palline
- Versare in una padella in ghisa a fuoco medio
- Fate cuocere per 2-4 minuti togliere e servire dopo aver messo in frigo il preparato per un paio di ore

Porzioni: 2 2

- Tempo di preparazione: 25 minuti
Tempo di cottura: 45 minuti Tempo totale: 45 minuti Ingredienti

- 2 tazza di burro di arachidi 2 cucchiaino di vaniglia
- 2 cucchiaino di lievito in polvere
- 1 cucchiaino di sale
- 1 tazza di dolcificante
- Modalità di Preparazione:
- Riscaldare il forno a 4 26 gradi
- Mettere insieme tutti gli ingredienti dopo averli frullati fino a creare una crema
- Mettere in frigo per 30 -25 minuti
- Uscire l'impasto e formare delle posto su carta da forno
- cuocere per 2 2 -30 minuti

Porzioni: 2

- Tempo di preparazione: 25 minuti Tempo di cottura: 25 minuti Tempo totale: 25 minuti Ingredienti
- 4 uova
- 1 cucchiaino di vaniglia estratto
- 1 cucchiaino di cannella
- 10 0 grammi di crema di formaggio 2 cucchiaini di dolcificante
- 2 cucchiai di burro
- Modalità di Preparazione:
- Frullare tutti gli ingredienti e amalgamare bene
- In una padella versate la pastella e cuocere ogni crepe per 2 -2 minuti per lato

- Rimuovere e servire con le bacche, sciroppo d'acero o marmellata di lamponi

Porzioni: 4

- Tempo di preparazione: 25 minuti Tempo di cottura: 25 minuti Tempo totale: 25 minuti Ingredienti

- 1 tazza di olio di cocco 4 cucchiai di burro

- 10 0 grammi di crema di formaggio 2 cucchiaini di succo di limone

- 2 cucchiaini di dolcificante

- Modalità di Preparazione:

- 2 .Mettere tutti gli ingredienti insieme e mescolare accuratamente

2. Mettere l'impasto in delle formine per dolci e congelare

- 4 . Rimuovere e servire ricoperto con burro di arachidi

Porzioni: 4

- Tempo di preparazione: 25 minuti
Tempo di cottura: 45 minuti
- Tempo totale: 45 minuti
- Ingredienti
- 2 tazza di arachidi tritati finemente 2 tazza di burro di arachidi
- 2 tazza di dolcificante in polvere
- 2 80 grammi di cioccolato senza zucchero
- Modalità di Preparazione:
- Versare il mix di burro di arachidi in una ciotola, insieme al dolcificante.

Dividere la pasta che si crea in 2 2 parti e formare delle palline e riporli su una carta

- Sciogliere il cioccolato e immergere ogni pallina burro di arachidi nel cioccolato e rimetterlo sulla carta

- Mettete in frigorifero e servire

Porzioni: 8

- Tempo di preparazione: 25 minuti Tempo di cottura: 25 minuti Tempo totale: 45 minuti

- Ingredienti

- 6 uova

- 250 grammi di burro 60 grammi di cacao

- 1 cucchiaino di lievito in polvere 2 cucchiaini di vaniglia

- 250 grammi di crema di formaggio

4 cucchiai dolcificante

- Modalità di Preparazione:
- Mettere tutti gli ingredienti in un contenitore e amalgamare bene
- Versare il composto in una teglia
- Infornate a 4 26 gradi per 25 minuti
- Togliere il tutto e tagliare in quadrati e servire

Torta Al Cioccolato Senza Cottura Keto

Ingredienti

- 250 grammi. burro
- 2 pizzico di sale marino
- 250 grammi Nocciole
- 250 grammi. semi di zucca
- 250 grammi di panna da montare pesante o crema di cocco
- 4 cucchiai di eritritolo
- 250 grammi cioccolato fondente senza zucchero, stevia zuccherata

Istruzioni

1. In una casseruola, portare a ebollizione la panna e il dolcificante. Lasciate cuocere a fuoco lento per un paio di minuti fino a ottenere una crema. Spegni il fuoco.

2. Tagliate a pezzetti il cioccolato e il burro e aggiungeteli alla panna calda insieme al sale. Mescolare fino a quando il cioccolato e il burro sono completamente sciolti e combinati.

3. In una padella larga, arrostire le nocciole e i semi di zucca fino a quando saranno dorati e fragranti. Tritarli grossolanamente e unirli quasi interamente al cioccolato e mescolare. Risparmia un po' per la guarnizione.

4. Versa il composto di cioccolato in uno stampo a cerniera da 25 cm, preferibilmente ricoperto di carta

forno. Premere bene la carta forno per coprire la base della teglia. Cospargere la torta con le noci e i semi rimanenti e un pizzico di sale marino.

5. Coprite con pellicola e mettete in frigo per circa un'ora o finché il cioccolato non si sarà indurito.

Pasticcio Di Cioccolato A Basso Contenuto Di Carboidrati Con Frutti Di Bosco E Panna

Ingredienti

- 2 cucchiaino di estratto di vaniglia
- 6 cucchiai di succo di lime
- 250 grammi noci pecan, tritate
- 65 grammi scaglie di cocco tostate non zuccherate
- 450 grammi di panna da montare pesante o crème fraîche
- 26 6 grammi cioccolato fondente con un minimo del 8 0% di cacao

- **2 40 grammi burro**
- **6 uova**
- 2 pizzico di sale
- 2 cucchiaino di estratto di vaniglia
- Per servire
- 245 grammi lamponi freschi o mirtilli freschi

Istruzioni

    Torta al cioccolato fondente

1. Preriscalda il forno a 4 25 ° C (2 60 ° C). Usa una forma a molla, di massimo 10 cm (20-22 cm) di diametro. Ungete la forma con un po' di burro o olio di cocco e fissate sul fondo un pezzo di carta forno.

2. Rompere il cioccolato a pezzi e tagliare a dadini il burro. Fondere insieme a bagnomaria o al microonde.

Fai attenzione, il cioccolato può bruciare, quindi mescola spesso. Lasciate raffreddare un po'una volta sciolto.

3. Separare le uova e mettere i tuorli e gli albumi in ciotole separate. Aggiungere il sale agli albumi e frullare fino a formare punte dure. Mettere da parte.

4. Aggiungere la vaniglia ai tuorli e frullare fino a che liscio.

5. Versare il cioccolato fuso e il burro nei tuorli e mescolare bene. Incorporate gli albumi. Continua a piegare fino a quando non vedi più strisce bianche dagli albumi, ma non di più. Versare la pastella nella forma e cuocere per 25-30 minuti. Sonda con un coltello per vedere quando è pronto. Dovrebbe essere umido, ma non che cola.

6. Per servire

Mousse Croccante Ai Frutti Di Bosco

Ingredienti

- 65 grammi noci pecan tritate
- 1 limone, la scorza
- 1/2 di cucchiaino di estratto di vaniglia
- 450 grammi di panna da montare pesante
- 86 grammi lamponi freschi o fragole fresche o mirtilli freschi

Istruzioni

i. Versare la panna in una ciotola e montare con uno sbattitore a mano fino a formare punte morbide. Aggiungere la scorza di limone e la vaniglia verso la fine.

ii. Aggiungere le bacche e le noci alla panna montata e mescolare accuratamente.

iii. Coprite con la pellicola e lasciate riposare in frigorifero per 4 o più ore per una mousse compatta. Puoi anche goderti il dolce subito se non ti dispiace una consistenza meno soda.

Cheesecake Al Burro Di Keto E Noci Pecan

Ingredienti

- 4 cucchiai di burro salato, sciolto
- 2 85 grammi di noci pecan, pezzi
- 2 cucchiai di eritritolo in polvere
- burro salato, per ungere
- Riempimento
- 2 2 cucchiai di burro
- 55 0 grammi crema di formaggio, temperatura ambiente
- 270 grammi di eritritolo in polvere
- 85 grammi di latte di mandorle non zuccherato o panna montata pesante
- 4 uova, camera temperatura, picchiati

- 4 cucchiaini di estratto di vaniglia
- noci pecan tritate, per guarnire

Istruzioni

Crosta di noci pecan

1. Preriscalda il forno a 2 62 ° C. Ungere una teglia a cerniera da 24 cm con il burro.
2. Usando un robot da cucina, frulla le noci pecan fino a quando non sono macinate finemente.
3. Aggiungere le noci pecan macinate, il burro fuso e l'eritritolo in polvere in una piccola ciotola e mescolare con una forchetta fino a quando non sono ben combinati.
4. Usa le dita per premere il composto sul fondo della teglia a cerniera, formando una crosta uniforme.

5. Mettere sulla griglia centrale e cuocere per circa 25 minuti. A cottura ultimata mettere da parte a raffreddare e mantenere il forno acceso alla stessa temperatura.

Riempimento

1. Metti il burro in una piccola casseruola a fuoco medio-alto.
2. Mescola finché il burro non si è schiumato e compaiono macchie marroni (ma non nere!).
3. Togliete dal fuoco e lasciate raffreddare un po'. Questo burro marrone crea un sapore simile al caramello alla cheesecake.
4. Utilizzando uno sbattitore elettrico, sbattere lentamente la crema di formaggio con l'accessorio paletta, fino a quando

non raggiunge una consistenza liscia.

5. Quindi, aggiungi l'eritritolo in polvere, il latte di mandorle o la panna e la vaniglia, raschiando i lati secondo necessità.

6. Mescolare le uova sbattute, quindi aggiungere lentamente il burro rosolato, mescolando fino a quando non sono ben amalgamati.

Preparare una teglia per la cottura

Crema Al Burro Keto

Ingredienti

- 4 cucchiaino di cannella in polvere
- 2 cucchiaino di eritritolo (facoltativo)
- 245 grammi burro non salato, a temperatura ambiente, diviso
- 2 cucchiaini di estratto di vaniglia

Istruzioni

1. Fate rosolare 1/2 del burro in una piccola casseruola fino a quando non diventa di colore ambrato, ma senza bruciarlo.

2. Versare il burro rosolato in un becher e sbattere il resto del burro un po' alla volta con uno sbattitore a mano fino a quando non diventa soffice.

3. Aggiungere la cannella, la vaniglia e il dolcificante opzionale verso la fine.

Cheesecake Al Keto Con Mirtilli

Ingredienti

Crosta

- 2 cucchiai di eritritolo
- 1 cucchiaino di estratto di vaniglia
- 250 grammi di farina di mandorle
- 65 grammi burro

Riempimento

- 2 cucchiaio di eritritolo (facoltativo)
- 2 cucchiaino di limoni, scorza
- 1 cucchiaino di estratto di vaniglia
- 65 grammi mirtilli freschi (facoltativo)
- 800 grammi crema di formaggio
- 85 grammi di panna da montare pesante o crème fraîche
- 2 uova
- 2 tuorlo d'uovo

Istruzioni

1. Preriscalda il forno a 290 ° C. Imburrare uno springform da 22 cm e rivestire la base con carta da forno.

2. Sciogliere il burro per la crosta e riscaldare fino a ottenere un profumo di nocciola. Questo darà alla crosta un delizioso sapore di caramello.

3. Togliere dal fuoco e aggiungere la farina di mandorle, il dolcificante e la vaniglia. Unire in una pasta e premere sulla base della teglia a cerniera. Infornare per 8 minuti, fino a quando la crosta diventa leggermente dorata. Mettere da parte e lasciar raffreddare mentre si prepara il ripieno.

4. Mescola la crema di formaggio, la panna, le uova, la scorza di limone, la vaniglia e il dolcificante, se ne usi uno.

Combina bene. Versare il composto sulla crosta.

5. Alza la fiamma a 250 ° C e inforna per 30 minuti.
6. Abbassa la fiamma a 250 ° C e inforna per altri 46 -60 minuti.
7. Spegnete il fuoco e lasciate raffreddare in forno. Toglietela quando si sarà raffreddata completamente e mettetela in frigo a riposare per una notte. Servire con mirtilli freschi.

Pancakes Francesi Keto

Ingredienti

- 8 uova
- 450 grammi di panna da montare pesante
- 85 grammi d'acqua
- 1/2 di cucchiaino di sale
- 2 cucchiai di buccia di psillio in polvere
- 86 grammi burro

Istruzioni

1. In una ciotola mescolate insieme le uova, la panna, l'acqua e il sale con uno sbattitore a mano.

2. Incorporare gradualmente la buccia di psillio mentre si continua a mescolare fino a ottenere una pastella liscia.

3. Lasciar riposare per almeno 25 minuti.

4. Friggere nel burro proprio come i normali pancake. Dovresti contare con 85 grammi (2 dl) di pastella per pancake. Assicurati che la padella non sia né troppo grande né troppo calda, tienila a fuoco medio-alto.

5. Non essere impaziente, aspetta che la parte superiore sia quasi asciutta prima di girarla.

6. Inizia friggendo una piccola frittella per determinare se la pastella tiene insieme correttamente. C'è una differenza tra le diverse marche di buccia di psillio e anche la dimensione delle uova può influenzare il risultato finale.
7. Diluire la pastella con un po' di panna, latte o acqua se diventa troppo densa. Aggiungi più buccia di psillio se è troppo sottile.
8. Puoi servire le frittelle con panna montata e / o frutti di bosco a tua scelta.

Cioccolata Calda Keto

Ingredienti

- 7 cucchiaini di eritritolo in polvere
- 1/2 di cucchiaino di estratto di vaniglia
- 270 grammi di acqua bollente
- 45 grammi burro non salato
- 2 cucchiaio di cacao in polvere

Istruzioni

1. Mettere gli ingredienti in un becher alto da utilizzare con un frullatore ad immersione.
2. Mescolare per 25-30 secondi o fino a quando non c'è una sottile schiuma in cima.
3. Versare accuratamente la cioccolata calda nelle tazze e gustare.
4. Suggerimenti per servire
5. Se vuoi rendere la tua cioccolata calda ancora più ricca, aggiungi una cucchiaiata di panna montata al cocco prima di servire. O panna montata se tolleri i latticini.
6. Sostituisci l'acqua con latte intero per un gusto più ricco. Ma tieni presente che il numero di carboidrati aumenterà di circa 2 2 grammi per tazza.

7. Se vuoi qualcosa in più, aggiungi qualche scaglia di cioccolato o una spolverata di cannella in cima!
8. Sostituzione degli ingredienti
9. Usa ghee o olio di cocco per un'opzione senza latticini.

Panna Cotta Allo Zafferano

Ingredienti

- 2 pizzico di zafferano
- 2 cucchiaio di miele (facoltativo)
- 2 cucchiaio di mandorle tritate (facoltativo)
- 2 2 Physalis o lamponi freschi (facoltativo)
- 1 cucchiaio di gelatina in polvere non aromatizzata
- acqua
- 450 grammi di panna da montare pesante

- 1/2 di cucchiaino di estratto di vaniglia

Istruzioni

1. Mescolare la gelatina con una piccola quantità di acqua (seguire le istruzioni per la marca prescelta, di solito 2 cucchiaio di acqua per ogni 2 cucchiaino di gelatina) e mettere da parte a fiorire.

2. Portare la panna, la vaniglia, lo zafferano e il miele opzionale a ebollizione leggera in una casseruola. Abbassate la fiamma e lasciate cuocere a fuoco lento per qualche minuto.

3. Togliete la padella dal fuoco e aggiungete la gelatina. Mescola fino a completa dissoluzione.

4. Versare il composto in 6 bicchieri o stampini. Coprite con pellicola trasparente e mettete in frigorifero per almeno 2 ore. Tostare le mandorle in una padella asciutta e

calda per qualche minuto e aggiungervi sopra la pannacotta con physalis o altri frutti di bosco e servire.

5. Puoi variare l'aroma di questa pannacotta in diversi modi.
6. Prova ad aggiungere più vaniglia per un sapore di vaniglia semplice ma intenso.
7. Puoi anche usare liquirizia in polvere, scorza di limone o arancia, cacao in polvere o granuli di caffè sciolti in poche gocce di acqua calda.
8. Aggiungere sempre un pizzico di vaniglia quando si sperimentano altri gusti, esalta la naturale dolcezza della crema. Inoltre, un tocco di sale marino sarebbe fantastico con questo dessert!

Uove Benedict

Ingredienti:

- 6 uova
- 4 cucchiaino di succo di limone appena spremuto
- 1/2 tazza di burro, sciolto
- 1/2 cucchiaino di sale PER LE UOVA
- 4 fette di pancetta
- 2 cucchiaino di aceto

Preparazione:

1. In una ciotola capiente sbattete bene due uova e il succo di limone fino a ottenere un composto solido e con quasi il doppio di volume.
2. Riempite una padella grande con 2,6 cm di acqua e scaldatela fino ad ebollizione. Dopodiché riducete la fiamma a una temperatura media.
3. Indossate un guanto da forno e tenete la ciotola con le uova sopra l'acqua in ebollizione e assicuratevi che non tocchi l'acqua. Sbattete il composto per circa 4 minuti
4. Aggiungete lentamente il burro al composto di uova e continuate a sbattere fino a

che non sia denso per circa 2 minuti.
5. Aggiungete il sale.
6. Dopodiché lasciate raffreddare la salsa.
7. Preparate le uova
8. Versate l'acqua dalla padella e mettetela a fuoco medio. Mettete la pancetta nella padella. Friggeteli per 4 minuti per lato. Infine, mettete la pancetta su carta assorbente.
9. Aggiungete l'aceto in una padella di media grandezza a fuoco basso, piena per metà d'acqua.
10. Rompete con cura le uova nell'acqua e fate attenzione a non rompere i tuorli. Alzate la fiamma da bassa a medio-bassa. Cuocete per 4 -4 minuti.

11. Infine, scolate le uova e mettetele da parte.

Per servire

1. Tagliate la pancetta a metà. Disponete due metà su un piatto e guarnitelo con un uovo.
2. Coprite con salsa olandese.
3. Ripetete l'impiattamento con la restante pancetta e le uova per la seconda porzione.

Uove Scottish

Ingredienti

- 1 tazza di salsiccia per la colazione
- 1 cucchiaino di aglio in polvere
- 1/2 cucchiaino di sale
- 1/7 cucchiaino di pepe nero appena macinato
- 2 uova sode, sbucciate

Preparazione

- 1. Preriscaldate il forno a 250 ° C.
- 2. Condite e mescolate la salsiccia con l'aglio in polvere, il sale e il pepe in una ciotola media e formate due palline di salsiccia.

- 3. Appiattite ogni pallina su un foglio di carta da forno fino a ottenere uno spessore di 0,8 cm.

- 4. Posizionate un uovo sodo al centro avvolgetelo con cura tutto attorno con la salsiccia precedentemente preparata e appiattita.

- 5. Mettete le uova ricoperte di salsiccia su una teglia non unta e infornatele nel forno preriscaldato.

- 6. Cuocete il tutto per 26 minuti e lasciate raffreddare per 6 minuti prima di servirle.

Cookies In Salsa Di Salsiccia

Ingredienti

- 1 tazza di farina di cocco

- 1 tazza di farina di mandorle

- 2 cucchiaini di lievito in polvere

- 2 cucchiaino di aglio

- 1 cucchiaino di cipolla in polvere

  1 cucchiaino di sale

- 1 tazza di formaggio cheddar

grattugiato

- 1/2 tazza di burro, sciolto

- 4 uova

- 1/3 tazza di panna acida

- 465 grammi di salsiccia macinata per la colazione

- 2 cucchiaino di aglio tritato finemente

- 2 cucchiaio di farina di mandorle

- 5 tazza di latte di mandorle non zuccherato

- 1 tazza di panna (montata)

- 5 cucchiaino di pepe nero appena macinato

- 1 cucchiaino di sale

Preparazione

- 1. Preriscaldare il forno a 2 95 ° C

- 2. Coprire una teglia con carta da forno.

- 3. In una grande ciotola, mescolare la farina di cocco, la farina di mandorle, il lievito, l'aglio in polvere, la cipolla in polvere e il sale. Incorporare lentamente il formaggio Cheddar.

- 4. Fare una fossa al centro degli ingredienti secchi prima di aggiungere gli ingredienti bagnati.

- 5. Aggiungere il burro fuso, le uova e la panna acida in questa fossa. Piegare insieme fino a formare un impasto.

- 6. Utilizzare un cucchiaio per far cadere i biscotti sulla teglia preparata, posizionarli a 2,6 cm di distanza.

- 7. Cuocere i biscotti per 25 minuti o finché non saranno sodi e dorati.
  - Preparazione: del sugo di salsiccia

- 8. Riscaldare una padella grande a fuoco medio. Aggiungete la salsiccia macinata, apritela con un cucchiaio e fatela rosolare su tutti i lati.

- 9. Aggiungere l'aglio tritato quando la salsiccia è dorata. Cuocere per 2 minuto.

- 10. Se l'aglio è fragrante, cospargere di farina di mandorle. Abbassa la fiamma da bassa a medio-bassa. Lasciare che la farina di mandorle si dissolva nel grasso in modo da sviluppare una leggera roux, mescolando continuamente, per circa 6 minuti.

- 11. Aggiungere lentamente il latte di mandorle al roux, mescolando continuamente.

- 12. Aggiungere la panna montata. Aumentare la temperatura a medio - alta, mescolare e ridurre il composto per 4 minuti.

- 13. Abbassa la fiamma da bassa a medio-bassa. Aggiungere il pepe e il sale. Mescola per 2 minuto per registrare.

- 14. Controlla i biscotti e rimuovi la teglia dal forno quando hai finito. Lascia raffreddare i biscotti per 6 minuti.

- 15. Ridurre di nuovo la fiamma sotto il sugo di salsiccia al minimo. Cuoci a fuoco lento mentre i biscotti si raffreddano.

- 16. Una volta che i biscotti si saranno raffreddati, servire 2 biscotto coockie a persona e guarnire con ⅓ tazza di salsa.

Portobello, Salsiccia E Formaggio "Breakfast Burger"

Ingredienti

- 2 cucchiaio di olio d'oliva
- 2 funghi Portobello, privati del picciolo
- 1/2 tazza di salsiccia
- 2 fette di formaggio Cheddar

Preparazione

- ldate l'olio d'oliva per 2 uto in una padella aderente di media ndezza a fuoco medio.
- ttete i funghi nell'olio do, con la parte convessa olta verso l'alto. Cuocere circa 6 minuti per lato o a doratura.
- caldate un'altra padella di die dimensioni a fuoco dio.
- mate degli hamburger con carne della salsiccia con spessore di 2 cm. Mettete l'hamburger di salsiccia al tro della padella aldata. Cuocetelo per 4-6 uti in entrambi i lati.
- ando la salsiccia è quasi nta, abbassate la fiamma.

arnite l'hamburger con il maggio Cheddar. Cuocetelo ɔ a quando il formaggio si ɔglie.
- ttete poi i funghi dalla lella in un piatto.
- ;izionate l'hamburger di ;iccia ricoperta tra i due ghi per creare un panino e vite.

Muffin Alla Cannella Con Glassa Di Burro

Ingredienti

PER I MUFFIN ALLA CANNELLA

- 2 tazza di mandorle
- 1 tazza di farina di cocco
- 2 cucchiaini di lievito in polvere
- 1/2 di tazza di eritritolo o altri sostituti dello zucchero, come la Stevia
- 6 uova
- 1 tazza di burro, sciolto
- 1 tazza di acqua frizzante
- 2 cucchiaino di puro estratto di vaniglia
- 5 cucchiaio di cannella

PER LA CREMA AL FORMAGGIO
- 2 confezione di crema di formaggio, a temperatura ambiente
- 2 cucchiaio di panna acida
- 1 cucchiaino di puro estratto di vaniglia

Preparazione:

- 1. Preriscaldate il forno a 2 95 ° C.
- 2. In una ciotola media, sbattete e mischiate insieme la farina di mandorle, la farina di cocco, il lievito e l'eritritolo.
- 3. Sbattete le uova in una ciotola capiente. Aggiungete il burro fuso, l'acqua frizzante e la vaniglia continuando a

mescolare fino a formare la pastella.
- 4. Unite il mix di farine alla pastella e mescolate bene.
- 5. Mettete la pastella in modo uniforme in una teglia di formine per muffin antiaderente. Guarnite ogni muffin con una quantità uniforme di cannella.
- 6. Mettete la teglia nel forno preriscaldato per 20-26 minuti o fino a doratura.
- 7. Togliete la teglia dal forno e lasciate raffreddare i muffin nella teglia per 6 -25 minuti.

Pancakes Con Farina Di Mandorle

ingredienti

- 2 tazza di farina di mandorle
- 2 cucchiaio di stevia (dolcificante natulare) o altro sostituto dello zucchero
- 1/2 cucchiaino di sale
- 2 cucchiaino di lievito in polvere
- 2 uova
- 1/7 tazza di panna (montata)
- 1/7 tazza di acqua frizzante
- 1 cucchiaino di puro estratto di vaniglia
- 2 cucchiai di olio di cocco, sciolto
- Spray da forno per piastra grill

Preparazione:

- Riscaldate una piastra grill a fuoco medio.
- In una ciotola capiente, mescolate la farina di mandorle, la stevia, il sale e il lievito.
- Fare un piccolo foro al centro degli ingredienti secchi. Aggiungete le uova, la panna, l'acqua frizzante, la vaniglia e l'olio di cocco. Mescolate ed amalgamate bene il tutto fino a formare la pastella
- Spruzzate lo spray da forno sulla piastra. Versate la pastella nella quantità desiderata sulla piastra. Cuocete le frittelle per 2 o 4 minuti, fino a quando non si vedono piccole bolle e poi giratele per poi Cuocerle ancora 2 o 2 minuti.

- Rimuovete le frittelle dalla teglia quando sono pronte e impiattatele. Ripetete gli stessi procedimenti con la pastella rimanente.

Focaccine Di Lampone

Ingredienti

- 2 tazza di farina di mandorle 2 uova, sbattute
- 1/2 tazza di Splenda, stevia (dolcificanti naturali) o altro sostituto dello zucchero
- 5 cucchiaino di puro estratto di vaniglia
- 5 cucchiaino di lievito in polvere
- 1 tazza di lamponi

Preparazione:

- Preriscaldate il forno a 2 95 ° C.
- Coprite una teglia con carta da forno.
- In una ciotola capiente, mescolate la farina di mandorle, le uova, Splenda, la vaniglia e il lievito, fino a ottenere un impasto omogeneo.
- Aggiungete i lamponi nella ciotola e mescolateli con cura.
- Dopo che i lamponi sono stati messi, versate 2-4 cucchiai di impasto sulla teglia rivestita di carta da forno.
- Mettete la teglia nel forno preriscaldato. Fate cuocere per 30 minuti o fino a quando non diventa di un colore marrone chiaro.
- Togliete la teglia dal forno. Mettete le focaccine su una griglia a raffreddare per 25 minuti.

SUGGERIMENTO PER GLI INGREDIENTI: A seconda delle dimensioni dei lamponi, è possibile tagliare i lamponi in due metà prima di aggiungerli all'impasto. In questo modo il sapore di lampone si diffonde su tutta la focaccina.

PER PORZIONE (2 FOCACCINA)
- RAPPORTO: 4 : 2
- CALORIE: 2 4 4
- GRASSO TOTALE: 8,6 g
- CARBOIDRATI: 4g
- CARBOIDRATI NETTI 2g
- FIBRA: 2g
- PROTEINE: 2 ,6 g

Waffles Con Panna Montata

Ingredienti

- Spray da forno per piastra per cialde
- 1/2 tazza di farina di cocco 1/2 tazza di farina di mandorle
- 1/2 tazza di farina di lino
- 2 cucchiaino di lievito in polvere
- 2 cucchiaino di stevia (dolcificante naturale) o altro sostituto dello zucchero
- 1/2 cucchiaino di cannella
- 1/3 tazza di proteine
- 4 uova
- 2 cucchiaino di puro estratto di vaniglia

Pancakes Con Formaggio Creamoso

Ingredienti

- 1/2 tazza di crema di formaggio, a temperatura ambiente
- 2 uova
- 1 cucchiaino di stevia
- 1/2 cucchiaino di noce moscata

Preparazione

...ldate una piastra grill a
... medio.
...te la crema di formaggio
... frullatore. Aggiungete le
... la Stevia, la noce moscata
...colate il tutto fino a
...ere un composto
...eneo.
...te lentamente una
... la quantità di pastella
... piastra, circa un ottavo di
... per pancake. La pastella
...molto sottile e facile da
...are.
...te la frittella per un po'
... un minuto prima di
... delicatamente poi
...te cuocere l'altro lato per
...ro minuto prima di
...rlo padella.
...i con la pastella

1ente.

Vassoio Di Pancetta, Uova E Formaggio

Ingredienti

- 6 fette di pancetta
- 4 uova, sbattute
- 1 tazza di panna (montata)
- 1/2 cucchiaino di sale
- 1/7 cucchiaino di pepe nero appena macinato

- 1 tazza di formaggio Monterey Jack grattugiato

Preparazione:

1. Risparmia tempo utilizzando pancetta precotta invece di fette di pancetta cruda.
2. Cerca la pancetta precotta a fette spesse, perché il taglio regolare è spesso molto sottile.

Pancakes Ai Cavolfiori

Ingredienti
- 65 gr di formaggio grattugiato
- 2 gambi di cipollotto
- Sale e pepe a piacere
- 465 g di riso di cavolfiore
- 4 uova

Metodo di Preparazione:

1. Tagliate il cipollotto a pezzetti. Quindi mescolate il riso di cavolfiore, le uova, il cipollotto, il formaggio, il sale e il

pepe in una grande ciotola. Lasciate riposare l'impasto per 25 minuti dopo averlo mescolato.

2. Fate sciogliere 2-4 cucchiai di burro in una padella larga a fuoco medio. Aggiungete alcuni cucchiai dell'impasto nella padella e cuocete le frittelle per 6 minuti. Quindi rigiratelti con cura e infornate per altri 6 minuti. Dopo la cottura, adagiate le frittelle su un piatto e tenetele al caldo coprendo la piastra con carta stagnola.

3. Ripetete il tutto per il restante impasto! Servire le frittelle con una bella salsa a colazione da pranzo.

Salmone Croccante Al Sesamo Con Salsa Agrodolce

- 1 cucchiaio coriandolo in grani
- 1 cucchiaio aneto tritato
- Succo di mezzo limone
- Olio extravergine d'oliva
- 450 gr di trancio di salmone
- 1 cucchiaio di miele
- 1 cucchiaio di zenzero
- sale
- Semi di sesamo

1. Mescolare lo zenzero con 1 cucchiaio di olio extravergine d'oliva. Tagliare il salmone senza pelle a fette spesse mezzo centimetro e spennellarlo con l'olio.
2. Prima di spolverare il salmone nei semi di sesamo, salarlo. Adagiare il pesce in una pirofila rivestita di carta forno e infornare a 190 gradi per 10 minuti.
3. Mescolare la polvere di coriandolo con olio extravergine d'oliva, aggiungere metà del succo di limone, il miele, l'aneto tritato e sale.
4. Mescola il composto fino ad ottenere una salsa omogenea.
5. Distribuire il salmone nel piatto e cospargerlo con la salsa.

Uova Strapazzate Con Cipolle E Pancetta

ingredienti

- 1 cucchiaio d'acqua
- 1 cucchiaino di pepe
- 1 pizzico di sale
- 2 uova grandi
- 1 cipollotto (tagliato in pezzi sottili)
- 2 cucchiai di erba cipollina
- 50 grammi di pancetta a cubetti o a fette

opzionale:

- 1 baccello di paprika fresco
- 1 cucchiaio di salsa di soia (al posto del sale)
- 1 cucchiaio di olio di sesamo

preparazione

1. Sbattere le uova in una ciotola, mescolare gli ingredienti e mettere da parte. Annotare anche la lista degli ingredienti facoltativa.
2. Friggere brevemente la pancetta con un po' di olio (olio di colza o olio di girasole) a fuoco medio.
3. Versare il composto di uova nella padella, mescolando costantemente l'uovo. È meglio usare un cucchiaio di plastica morbida per evitare di graffiare la padella.
4. Appena i ciuffi d'uovo sono pronti, le uova strapazzate sono pronte.
5. Godetevi la colazione, idealmente con i nostri pani a basso contenuto di carboidrati.

Ricetta Del Keto Eggnog Senza Alcool

ingredienti

- 4 uova grandi
- 1/2 cucchiaino al gusto di vaniglia
- 1/2 cucchiaino di **noce moscata**
- 1/4 cucchiaino di cannella
- 450 ml di panna pesante (panna montata)
- 250 ml di latte di mandorla
- 100 grammi di polvere di xucker

preparazione

1. Per prima cosa separare l'albume dal tuorlo.

2. Sbattere i tuorli d'uovo fino a renderli cremosi e mettere da parte gli albumi.
3. L'albume non è necessario, ma si può ancora montare a neve ferma e mescolare il composto.
4. Provate quello che vi sembra più buono.
5. Mescolare i tuorli d'uovo con il latte di mandorla, lo xucker in polvere e la panna montata e trasferire il composto in una padella a fuoco medio.
6. Portare la massa al calore, mescolando costantemente. Questo dovrebbe richiedere circa 10 minuti. Ma non fatela bollire!
7. Ora togliete la padella dal fuoco, aggiungete il sapore di vaniglia, la noce moscata e la cannella e mescolate il tutto in modo uniforme.

8. La massa deve ora raffreddarsi, metterla in frigorifero per 2 ore.
9. Preparateli in bicchieri individuali in modo da poterli servire subito.

Keto Frittata Con Pancetta

ingredienti

- 1 cucchiaio di maionese
- altre verdure a scelta (pomodori ciliegini dimezzati, peperoni, funghi, zucchine
- erbe fresche
- 50 grammi di cavolo riccio
- 7 strisce di pancetta

- 50 ml di crema
- 7 uova grandi
- 50 grammi di parmigiano

preparazione :

1. Preriscaldare il forno a 220°C.
2. In una ciotola, mescolare le uova con la panna e la maionese.
3. Appena il composto è cremoso, aggiungere il parmigiano. Qui potete anche mescolare le verdure a vostra scelta. Ma tagliatele a pezzettini non troppo grossi.
4. Friggere le fette di pancetta in una padella alta, a fuoco basso, a prova di forno, fino a quando non diventano croccanti. Poi tamponare il grasso con un tovagliolo di carta.
5. Nella stessa padella, friggete il cavolo fresco fino a quando non sarà bello e morbido.
6. Tagliare la pancetta a pezzettini e rimetterla in padella con il cavolo riccio.

7. Ora versate il composto liquido di uova nella padella.
8. Aggiungere anche i pomodori dimezzati.
9. Ora mettete la teglia in forno per 10 minuti.
10. Ora spruzzate le erbe fresche sulla frittata e servite.

www.ingramcontent.com/pod-product-compliance
Lightning Source LLC
LaVergne TN
LVHW020423080526
838202LV00055B/5017